BEBIDAS PARA CREAR UN METABOLISMO ACELERADO

COMPRENSIÓN NUTRICIONAL

Landyareth

Contenido

INTRODUCCION 9

COMPRENSION NUTRICIONAL 11

RECOMENDACIONES 13

CONSEJOS AL COMPRAR FRUTAS Y VERDURAS.... 16

LOS TIPOS DE RECETAS PARA TUS BEBIDAS 17

BEBIDAS REFRESCANTES O JUGOS 18

    Refrescante Landyareth 19

    Refrescante de Jamaica 20

    Refrescante de Liman 21

    Refrescante de Mangorazno... 22

    Refrescante cítrix versión 1 23

    Refrescante cítrix versión 2 24

    Refrescante cítrix versión 3 25

    Refrescante cítrix versión 4 26

    Refrescante Rojo 27

    Refrescante de Papaya 28

    Refrescante de Sandia 29

    Refrescante de Piñango 30

    Refrescante de Manzana 31

    Refrescante LimoZana.. 32

    Refrescante Fresango... 33

    Refrescante Guanzana 34

Refrescante Detox versión 1 35

Refrescante Pepilox versión 1 36

Refrescante Fibrax 37

Refrescante Pepilox versión 2 38

Refrescante Anti OX versión 1 39

Refrescante Anti Age 40

Refrescante Peraña... 41

Refrescante Detox versión 2.. 42

Refrescante Detox versión 3.. 43

Refrescante Piwix versión 1 44

Refrescante Piwix versión 2... 45

Refrescante Love... 46

Refrescante Alegría versión 1 47

Refrescante Anti OX versión 2 48

Refrescante Alegría versión 2 49

Refrescante Pipaya 50

Refrescante Espinaca 51

Refrescante de chirimoya cítrico 52

Refrescante de Plátano 53

Refrescante de Tamarindo.. 54

Refrescante de Caquis (Palosanto).................................. 55

Refrescante de Granaña 56

Refrescante de Chufas 57

Refrescante de Sangría (sin alcohol) 58

Refrescante de Man-Zana.. 59

Refrescante de Melona.. 60

Refrescante Campesino 61

Refrescante Frutal 62

BEBIDAS EN BATIDOS, LICUADOS O SMOOTHIES... 63

LECHES VEGETALES 65

Leche de soya 66

Leche de almendras... 67

Leche de Ajonjolí 68

Leche de Nueces 69

Leche de Avellanas 70

Leche de Cacahuate 71

Leche de Amaranto 72

Leche de Linaza... 73

Leche de Chía 74

Leche de Quínoa 75

Leche de Sésamo.. 76

Leche de avena.. 77

Leche de Pistache 78

Leche de Arroz 79

Leche de Coco 80

Leche de Semilla de girasol 81

Leche de Semilla de Calabaza 82

Leche de Macadamia.. 83

Leche de Cebada.. 84

YOGURT DE LECHE VEGETAL 85

Yogurt de leche vegetal 86

BEBIDAS EN BATIDOS O LICUADOS............................. 88

Batido de chabacano... 89

Batido amarillo... 90

Batido de Aguacate 91

Batido Amanecer 92

Batido Celestial 93

Batido digestivo.. 94

Batido Relax 95

Batido Entusiasta 96

Batido de Reyes... 97

Batido Citrix.. 98

Batido de Mamey 99

Batido kiwuva 100

Batido Sanguíneo 101

Batido De mango 102

Batido de Guanábana 103

Batido de PlaZanas 104

Batido del campo 105

Batido mimos.. 106

Batido Frutal 107

Batido Deleite 108

Batido Encanto 109

Batido Frera 110

Batido Plango 111

BEBIDAS EN SMOOTHIES 112

Smoothie Azul 113

Smoothie Cítrico.. 114

Smoothie Elegante 115

Smoothie Rojo... 116

TE O INFUSIONES 117

Infusión roja 118

Infusión Verde 119

Infusión Naranja.. 120

Infusión Vino 121

Infusión Rosa.. 122

GRACIAS 123

A MIS PADRES

POR ELLOS AMO EL ARTE EN TODAS LAS COSAS.

INTRODUCCION

Las recetas de bebidas que comparto en este libro las he probado todas y cada una de ellas, son para gustos variados y están al alcance del bolsillo de todos.

Este libro fue creado con la idea de compartir recetas que no solo sean, sanas, saludables, nutritivas, accesibles, sino también son populares, practicas, rápidas y llenas de vida, refrescantes e hidratantes.

En estos días se ha desarrollado propuestas inteligentes sobre desarrollar y mantener un cuerpo sano en base a una alimentación y rutinas físicas que nos ayude a crear una óptima, sana y equilibrada "COMPRENSION NUTRICIONAL", considero que es lo más real que he escuchado desde que he intentado bajar de peso, que ha sido casi 3/4 de mi vida, en lo cuál considero que he llevado más de 20 dietas, con y sin suplementos alimenticios, medicina alternativa, nutriólogos, gym y demás, no me considero una experta solo porque no decidí AUN estudiar nutrición y criticar todos los intentos fallidos anteriores.

Sólo se les olvido incluir algo que a mí me fascina mucho!, lo que puedo beber o tomar en el día a día de mi nuevos hábitos de alimentación, vivo en una zona tropical y las bebidas son indispensables para pasarlas bien en un día soleado y húmedo a 40°C o más; aunque si bien es cierto el agua ayuda mucho termina siendo aburrida después de algunos días, el propósito de nuestro cambio de actitud alimentaria les repito que debe ser alegre, positivo, sin sacrificios, con muchos ánimos y un compromiso serio para consigo mismo y no muecas de enfado, y yo se que el evitar los refrescos con gas, obscuros, con energetizantes sintéticos, azúcar demasiado procesada, cafeína es algo difícil, súmenle que de tajo solo me darán muchos litros de agua, desde ahí ya empecé a fruncir el seño.

Así que porque no crear un libro con recetas que acompañen estos cambios de hábitos en mi nutrición con bebidas de todo tipo, Jugos, refrescantes, frías, calientes, smoothies, batidos, infusiones y demás para que el acompañar nuestras comidas sea algo aun más divertido y motivador.

Este libro nos ayudara a continuar con nuestros correctos hábitos adquiridos, quítate la idea de torturarte con dietas por favor!, y tomar esas cosas con sabores desagradables, artificiales y a la larga perjudiciales a nuestro cuerpo, recuerda que es el único que tenemos ya es hora que empecemos a cuidarlo y desarrollar una buena **"comprensión nutricional"** sobre nuestro cuerpo; de nada sirve tener varios tipo de inteligencias en un cuerpo enfermo, el envase de todo ello es lo que cuenta, es decir, nuestro cuerpo, así que a darle!!!.

COMPRENSION NUTRICIONAL

Para esto prefiero darte algunos consejos que me han ayudado a lo largo de mi vida:

- ✓ Primero ya no hablemos de dietas como planes para algunos días de mi vida que me ayuden a llegar a mi meta sino de "COMPRENSION NUTRICIONAL" que me ayudara a establecer, llegar y mantenerme saludable.
- ✓ Primero y antes que nada, considera invertir inteligentemente y no echar en saco roto el dinero que le meterás a tu cuerpo.
- ✓ consulta a un profesional nutricional antes de todo, el te asesorara correctamente.
- ✓ Si eres diabético, hipertenso, está embarazada, o te encuentras medicándote algún tratamiento, primero consulta a un profesional médico.
- ✓ Hay que activarnos, es decir, inscríbete a un gimnasio, o hay videos en el internet de diferentes disciplinas que nos ayudaran físicamente, hay muchas manera y deportes para activarnos desde casa, gimnasio, centros deportivos, al aire libre; si lo sé y lo siento pero como decía mi abuela, nada es gratis en la vida, debemos desarrollar el **hábito** de realizar actividad física durante el día, por lo menos 30 minutos al día, para que de ancianos no nos quejemos que nos duele todo el cuerpo, tengamos alguna enfermedad crónico degenerativa, infartos y demás.
- ✓ Pues como decía al inicio, está orientada a dietas que se especializan en **desarrollar "COMPRENSION NUTRICIONAL" sobre todo para crear un metabolismo acelerado**, aunque

si estás en tu peso ideal, o ya encontraste una dieta que se adecue a tus necesidades y estilo de vida, este libro es complementario a algunas de ellas, solo busca las recetas que más se adapten a tu plan de alimentación.

RECOMENDACIONES

✓ Independientemente de estas bebidas, debes tomar agua natural y un tip de "COMPRENSION NUTRICIONAL" que te puedo ofrecer es que actualmente existen aguas embotelladas más sanas que otras por sus propiedades durante su elaboración son alcalinas, así que invierte un poco más de tiempo y dinero buscando de este tipo.

✓ Compara los ingredientes de cada receta con tu plan de "COMPRENSION NUTRICIONAL" y selecciona las que se adecuen a este.

✓ Según sea tu plan de "COMPRENSION NUTRICIONAL" que lleves, te sugiero que tomes cualquier tipo de bebida de este libro como un **complemento** a tu total de comidas en el día.

✓ Este libro y sus recetas no sustituyen tus n numero de alimentos del día a menos que tu dieta y tu nutriólogo así lo autorice, no son suplementos alimenticios, recuerda que estas bebidas complementan tu plan de alimentación así que recuérdalo.

✓ Selecciona las recetas que se adecuen a tus necesidades de tiempo, dinero, región, etc.

✓ Siempre te daré recetas para bebidas de 1 litro, puedes considerar consumirlo en 1 o 2 tomas al día, no más.

✓ Por favor No realices bebidas para consumir un día después, perderán sus propiedades, nutrientes y sabor, ingiérelas el mismo día.

✓ Adquiere los ingredientes lo más natural que te sea posible, según sean tus facilidades.

✓ Que No! se te ocurra combinar las recetas de este libro aunque te resulte tentador con suplementos alimenticios de esos que venden en polvo con sabores artificiales, de ningún tipo, marca, especie o cosa sintética!, recuerda que lo que deseamos es regresar a lo básico a lo natural, de ser posible a lo orgánico.

✓ Se realista, en cuanto a los ingredientes según tu bolsillo $$$, la época del año, lugar donde vivas, y a veces existen familias de frutos o verduras similares al que te ofrezco como ingrediente en el libro y que este si hay en tu región.

✓ Compra para la semana tus ingredientes, realiza una lista de las bebidas que se te antojan tomar y realiza tus compras según este junto con tu plan de "COMPRENSION NUTRICIONAL", así no darás tantas vueltas.

✓ usa crudo los ingredientes naturales, y que no hayan pasado por ningún tipo de proceso artificial.

✓ Para su conservación los ingredientes que compraste para tu semana, guárdalos en contenedores de vidrio que se puedan congelar, e invierte un día de la semana en rebanarlos o hacerlos cubito, así será mas rápido y practico prepararlos.

✓ Considera invertir (aunque no es una obligación es solo una sugerencia), con herramientas en la cocina que te faciliten la elaboración, conservación y transporte de tus bebidas, como licuadoras para romper hielo, frascos de cristal que se utilizan en la licuadora y de ahí mismo tomar , maquinas de licuado que traen sus vasos listos para licuar y llevar, será la inversión solo una vez y te facilitara la vida.

✓ Te recomiendo utilizar vidrio para transportar, preparar, servir, beber o guardar tus bebidas, este hace que se contamine menos que otro tipo de material.

✓ NO usar endulzantes artificiales, ten un bote de miel de abeja a la mano para darle sabor a tus bebidas, de preferencia orgánica,

✓ Hay ingredientes que se oxidan más rápido que otros, usa tu conocimiento sobre esto para decidir cuales tomar al momento o cuales transportar y tomar luego.

✓ Olvidaremos por un rato (siempre) esas marcas de suplementos alimenticios en polvo de malteadas para bajar de peso, cafeína, te negro, refrescos obscuros, bebidas estimulantes, alcohol, cigarro.

✓ Recuerda ingredientes naturales, de preferencia orgánicos, nada procesado o artificial.

✓ A dormir nuestras 6 u 8 horas diarias

✓ Sonríe ☺

CONSEJOS AL COMPRAR FRUTAS Y VERDURAS

- ✓ Evite comprar las que tengan zonas decoloradas, grumosas, aspecto apagado, o muy blandas.
- ✓ Evite o los muy blandos o los muy arrugados.
- ✓ Compre las de colores fuertes, las más brillantes a sus ojos.
- ✓ Si tienen un olor ligero a alcohol debes evitarlas.
- ✓ Evite las de superficie muy áspera
- ✓ Si las consumirás muchos días después compra las medianamente firmes
- ✓ Evita los de manchas negruzcas o grisáceas o pálidas.
- ✓ Si hay tiendas orgánicas en donde vives y está dentro de tu presupuesto estas serias la mejor opción.

LOS TIPOS DE RECETAS PARA TUS BEBIDAS

- ✓ Refrescante o jugos
- ✓ Batidos o licuados
- ✓ Smoothies
- ✓ Te o Infusiones

BEBIDAS REFRESCANTES O JUGOS

Todas ellas a base de agua de preferencia alcalina, hielo, y frutas y/o verduras de preferencia orgánicas, y endulzadas con miel.

Refrescante Landyareth

Rinde 1 o 2 porciones

Ingredientes:

- 1 taza de piña
- 1 taza de fresas
- 1 taza de jugo de naranja
- 1 taza de jugo de mandarina
- 3 cucharada de miel
- 6 Cubitos de hielo

Preparación:

1. Lava todos los ingredientes y utensilios
2. Agrega en una licuadora la miel, piña, fresas, jugo de naranja, jugo de mandarina y los cubitos de hielo.
3. Licuar por 2-4 minutos
4. Servir y Disfrutar!!!

Refrescante de Jamaica

Rinde 1 o 2 porciones

Ingredientes:

- 1 litro de agua
- 1 puño de flor de Jamaica
- 3 Fresas picadas en cubitos
- 1/4 taza de jugo de limón
- 1/2 taza de jugo de mandarina
- 1 cucharada de miel
- 6 Cubitos de hielo

Preparación:

1. Lava todos los ingredientes y utensilios
2. Hierve la Jamaica en 1 litro de agua
3. Déjala enfriar
4. Agregarle al agua de Jamaica el jugo de limón, el jugo de mandarina
5. Agregarle las fresas picadas en cubitos
6. Endulzar con miel
7. Agregarle cubitos de hielo
8. Servir y Disfrutar!!!

NOTA: Además de fresas puedes agregar frutos secos (dátiles) picados.

Refrescante de Liman

Rinde 1 o 2 porciones

Ingredientes:

- 1 litro de agua
- 3 Fresas picadas en cubitos
- 1/4 taza de jugo de limón
- 1/2 taza de jugo de mandarina
- 1 cucharada de miel
- 6 Cubitos de hielo

Preparación:

1. Lava todos los ingredientes y utensilios
2. Agregar en una licuadora el agua, el jugo de limón, el jugo de mandarina, miel, cubitos de hielo, fresas picadas.
3. Licuar por 2-4 minutos
4. Servir y Disfrutar!!!

Refrescante de Mangorazno

Rinde 1 o 2 porciones

Ingredientes:

- 1 litro de agua
- 1 Mango picado en cubitos
- 1 Durazno picado en cubitos
- 1 cucharada de miel
- 6 Cubitos de hielo

Preparación:

1. Lava todos los ingredientes y utensilios
2. Agregar en una licuadora el agua, el mango picado, el durazno picado, miel, cubitos de hielo.
3. Licuar por 2-4 minutos
4. Servir y Disfrutar!!!

Refrescante cítrix versión 1

Rinde 1 o 2 porciones

Ingredientes:

- 1 litro de agua
- 1/2 taza de jugo de naranja
- 1/4 taza de jugo de limón
- 1/2 taza de jugo de toronja
- 1/2 taza de jugo de mandarina
- 1 cucharada de miel
- 6 Cubitos de hielo

Preparación:

1. Lava todos los ingredientes y utensilios
2. Disuelve la miel en el agua
3. Agrega en una licuadora el agua, el jugo de limón, mandarina, toronja, naranja, cubitos de hielo.
4. Licuar por 2-4 minutos
5. Servir y Disfrutar!!!

Refrescante cítrix versión 2

Rinde 1 o 2 porciones

Ingredientes:

- 1 litro de agua
- 1/4 taza de jugo de naranja
- 1/4 taza de jugo de toronja
- 1/4 taza de jugo de mandarina
- 1/2 taza de guayabas picadas
- 1 cucharada de miel
- 6 Cubitos de hielo

Preparación:

1. Lava todos los ingredientes y utensilios
2. Disuelve la miel en el agua
3. Agrega en una licuadora el agua, el jugo de naranja, toronja, mandarina, guayabas, cubitos de hielo.
4. Licuar por 2-4 minutos
5. Servir y Disfrutar!!!

Refrescante cítrix versión 3

Rinde 1 o 2 porciones

Ingredientes:

- 1 litro de agua
- 1/4 taza de jugo de naranja
- 1/4 taza de jugo de toronja
- 1/2 taza de piña picada
- 1 cucharada de miel
- 6 Cubitos de hielo

Preparación:

1. Lava todos los ingredientes y utensilios
2. Disuelve la miel en el agua
3. Agrega en una licuadora el agua, el jugo de naranja, toronja, mandarina, guayabas, cubitos de hielo.
4. Licuar por 2-4 minutos
5. Servir y Disfrutar!!!

Refrescante cítrix versión 4

Rinde 1 o 2 porciones

Ingredientes:

- 1 litro de agua
- 1 rebanada de piña
- 3 ramas de perejil
- 1 rama de apio
- 1/4 taza de jugo de limón
- 1 cucharada de miel
- 6 Cubitos de hielo

Preparación:

1. Lava todos los ingredientes y utensilios
2. Disuelve la miel en el agua
1. Agrega en una licuadora el agua, el jugo de limón, pina, perejil, apio, cubitos de hielo.
2. Licuar por 2-4 minutos
3. Servir y Disfrutar!!!

Refrescante Rojo

Rinde 1 o 2 porciones

Ingredientes:

- 1 litro de agua
- 3 Fresas picadas en cubitos
- 3 arándanos
- 3 Frambuesas picadas
- 1/2 taza de jugo de mandarina
- 1 cucharada de miel
- 6 Cubitos de hielo

Preparación:

1. Lava todos los ingredientes y utensilios
2. Disuelve la miel en el agua
3. Agregar en una licuadora el agua, las fresas, arándanos, frambuesas, el jugo de mandarina, cubitos de hielo.
4. Licuar por 2-4 minutos
5. Servir y Disfrutar!!!

Refrescante de Papaya

Rinde 1 o 2 porciones

Ingredientes:

- 1 litro de agua
- 1/4 de papaya picada en cubitos
- 1/4 taza de jugo de limón
- 1 cucharada de miel
- 6 Cubitos de hielo

Preparación:

6. Lava todos los ingredientes y utensilios
7. Disuelve la miel en el agua
8. Agregar en una licuadora el agua, la papaya, el jugo de limón y los cubitos de hielo.
9. Licuar por 2-4 minutos
10. Servir y Disfrutar!!!

Refrescante de Sandia

Rinde 1 o 2 porciones

Ingredientes:

- 1 litro de agua
- 1 rebanada gruesa de sandia
- 3 frambuesas picadas
- 1 cucharada de miel
- 6 Cubitos de hielo

Preparación:

1. Lava todos los ingredientes y utensilios
2. Disuelve la miel en el agua
3. Agregar en una licuadora el agua, la sandia sin semillas y cascara, las frambuesas y los cubitos de hielo.
4. Licuar por 2-4 minutos
5. Servir y Disfrutar!!!

Refrescante de Piñango

Rinde 1 o 2 porciones

Ingredientes:

- 1 litro de agua
- 1 taza de piña picada
- 1 taza de mango picado
- 1 taza de fresa picada
- 1 cucharada de miel
- 6 Cubitos de hielo

Preparación:

1. Lava todos los ingredientes y utensilios
2. Disuelve la miel en el agua
3. Agregar en una licuadora el agua, piña, mango, fresa y los cubitos de hielo.
4. Licuar por 2-4 minutos
5. Servir y Disfrutar!!!

Refrescante de Manzana

Rinde 1 o 2 porciones

Ingredientes:

- 1 litro de agua
- 1 manzana picada en cubitos
- 1/2 taza de jugo de mandarina
- 1 cucharada de miel
- 6 Cubitos de hielo

Preparación:

1. Lava todos los ingredientes y utensilios
2. Disuelve la miel en el agua
3. Agregar en una licuadora el agua, la manzana, el jugo de mandarinas y los cubitos de hielo.
4. Licuar por 2-4 minutos
5. Servir y Disfrutar!!!

Refrescante LimoZana

Rinde 1 o 2 porciones

Ingredientes:

- 1 litro de agua
- 1 zanahoria (su extracto o jugo)
- 1/4 taza de jugo de limón
- 1/2 taza de jugo de mandarina
- 1/2 taza de jugo de naranja
- 1 cucharada de miel
- 6 Cubitos de hielo

Preparación:

1. Lava todos los ingredientes y utensilios
2. Disuelve la miel en el agua
3. Agregar en una licuadora el agua, el jugo de zanahoria, limones, mandarinas, naranjas y los cubitos de hielo.
4. Licuar por 2-4 minutos
5. Servir y Disfrutar!!!

Refrescante Fresango

Rinde 1 o 2 porciones

Ingredientes:

- 1 litro de agua
- 3 Fresas picadas
- 1 Mango picado
- 1/2 taza de jugo de mandarina
- 1/2 taza de jugo de naranja
- 1 cucharada de miel
- 6 Cubitos de hielo

Preparación:

1. Lava todos los ingredientes y utensilios
2. Disuelve la miel en el agua
3. Agregar en una licuadora el agua, las fresas, el mango, mandarinas, naranjas y los cubitos de hielo.
4. Licuar por 2-4 minutos
5. Servir y Disfrutar!!!

Refrescante Guanzana

Rinde 1 o 2 porciones

Ingredientes:

- 1 litro de agua
- 1 Manzana picada
- 2 guayabas maduras picadas
- 1 cucharada de miel
- 6 Cubitos de hielo

Preparación:

1. Lava todos los ingredientes y utensilios
2. Disuelve la miel en el agua
3. Agregar en una licuadora el agua, la manzana, guayabas y los cubitos de hielo.
4. Licuar por 2-4 minutos
5. Servir y Disfrutar!!!

Refrescante Detox versión 1

Rinde 1 o 2 porciones

Ingredientes:

- 1 litro de agua
- 1/2 taza de jugo de mandarina
- 1/2 taza de jugo de naranja
- 1/2 taza de jugo de toronja
- 1 Apio picado
- 3 hojas de perejil
- 1 cucharada de miel
- 6 Cubitos de hielo

Preparación:

1. Lava todos los ingredientes y utensilios
2. Disuelve la miel en el agua
3. Agregar en una licuadora el agua, las fresas, el mango, mandarinas, naranjas y los cubitos de hielo.
4. Licuar por 2-4 minutos
5. Servir y Disfrutar!!!

Refrescante Pepilox versión 1

Rinde 1 o 2 porciones

Ingredientes:

- 1 litro de agua
- 1/4 taza de jugo de limón
- 1/2 taza de jugo de mandarina
- 1/2 taza de jugo de toronja
- 1 Pepino picado o en cubos
- 1 cucharada de miel
- 6 Cubitos de hielo

Preparación:

1. Lava todos los ingredientes y utensilios
2. Disuelve la miel en el agua
3. Agregar en una licuadora el agua, limones, mandarinas, toronja, pepino y los cubitos de hielo.
4. Licuar por 2-4 minutos
5. Servir y Disfrutar!!!

Refrescante Fibrax

Rinde 1 o 2 porciones

Ingredientes:

- 1 litro de agua
- 1/2 taza de jugo de naranja
- 1/2 taza de jugo de mandarina
- 1 nopal picado
- 1 rebanada de piña picada
- 1 apio picado
- 3 hojas de perejil picado
- 1 cucharada de miel
- 6 Cubitos de hielo

Preparación:

1. Lava todos los ingredientes y utensilios
2. Disuelve la miel en el agua
3. Agregar en una licuadora el agua, el jugo de naranja, mandarina, el nopal, la piña, apio, perejil y los cubitos de hielo.
4. Licuar por 2-4 minutos
5. Servir y Disfrutar!!!

Refrescante Pepilox versión 2

Rinde 1 o 2 porciones

Ingredientes:

- 1 litro de agua
- 1/4 taza de jugo de limón
- 1 Pepino picado o en cubos
- 1 cucharada de miel
- 6 Cubitos de hielo

Preparación:

1. Lava todos los ingredientes y utensilios
2. Disuelve la miel en el agua
3. Agregar en una licuadora el agua, limones, pepino y los cubitos de hielo.
4. Licuar por 2-4 minutos
5. Servir y Disfrutar!!!

Refrescante Anti OX versión 1

Rinde 1 o 2 porciones

Ingredientes:

- 1 litro de agua
- 1 taza de fresas
- 1 taza de manzana verde picada
- 1/2 taza de jugo de mandarina
- 1/4 taza de jugo de limón
- 1 cucharada de miel
- 6 Cubitos de hielo

Preparación:

1. Lava todos los ingredientes y utensilios
2. Disuelve la miel en el agua
3. Agregar en una licuadora el agua, fresas, manzana, mandarina, limón y los cubitos de hielo.
4. Licuar por 2-4 minutos
5. Servir y Disfrutar!!!

Refrescante Anti Age

Rinde 1 o 2 porciones

Ingredientes:

- 1 litro de agua
- 1/2 taza de jugo de naranja
- 1/2 taza de jugo de limón amarillo
- 1 taza de piña picada
- 1 taza de manzana verde picada
- 1 cucharada de miel
- 6 Cubitos de hielo

Preparación:

1. Lava todos los ingredientes y utensilios
2. Disuelve la miel en el agua
3. Agregar en una licuadora el agua, naranja, limón, piña, manzana y los cubitos de hielo.
4. Licuar por 2-4 minutos
5. Servir y Disfrutar!!!

Refrescante Peraña

Rinde 1 o 2 porciones

Ingredientes:

- 1 litro de agua
- 1/2 taza de jugo de mandarina
- 1/4 taza de jugo de limón
- 1 taza de piña picada
- 1 taza de pera picada
- 1 cucharada de miel
- 6 Cubitos de hielo

Preparación:

1. Lava todos los ingredientes y utensilios
2. Disuelve la miel en el agua
3. Agregar en una licuadora el agua, mandarina, limón, piña, pera y los cubitos de hielo.
4. Licuar por 2-4 minutos
5. Servir y Disfrutar!!!

Refrescante Detox versión 2

Rinde 1 o 2 porciones

Ingredientes:

- 1 litro de agua
- 1 taza de manzana verde picada
- 1 tallo de apio picado
- 1 taza de pepino picado
- 1 taza de pera picada
- 1 cucharada de miel
- 6 Cubitos de hielo

Preparación:

1. Lava todos los ingredientes y utensilios
2. Disuelve la miel en el agua
3. Agregar en una licuadora el agua, manzana, apio, pepino, pera y los cubitos de hielo.
4. Licuar por 2-4 minutos
5. Servir y Disfrutar!!!

Refrescante Detox versión 3

Rinde 1 o 2 porciones

Ingredientes:

- 1 litro de agua
- 1/2 taza de jugo de naranja
- 1 rebanada de piña
- 1 tallo de apio picado
- 1 nopal
- 1 kiwi
- 1 taza de pera picada
- 1 cucharada de miel
- 6 Cubitos de hielo

Preparación:

1. Lava todos los ingredientes y utensilios
2. Pica la piña, apio, nopal, kiwi y pera
3. Disuelve la miel en el agua
4. Agregar en una licuadora el agua, jugo de naranja, piña, apio, nopal, kiwi, pera y los cubitos de hielo.
5. Licuar por 2-4 minutos
6. Servir y Disfrutar!!!

Refrescante Piwix versión 1

Rinde 1 o 2 porciones

Ingredientes:

- 1 litro de agua
- 1/2 taza de piña picada
- 1/2 taza de kiwi picado
- 1/2 taza de mango picado
- 1/2 taza de ciruelas picadas
- 1 cucharada de miel
- 6 Cubitos de hielo

Preparación:

1. Lava todos los ingredientes y utensilios
2. Disuelve la miel en el agua
3. Agregar en una licuadora el agua, la piña, kiwi, mango, ciruelas y los cubitos de hielo.
4. Licuar por 2-4 minutos
5. Servir y Disfrutar!!!

Refrescante Piwix versión 2

Rinde 1 o 2 porciones

Ingredientes:

- 1 litro de agua
- 1/2 taza de piña picada
- 1/2 taza de papaya picado
- 1/2 taza de durazno picado
- 1/2 taza de ciruelas picadas
- 1 cucharada de miel
- 6 Cubitos de hielo

Preparación:

1. Lava todos los ingredientes y utensilios
2. Disuelve la miel en el agua
3. Agregar en una licuadora el agua, la piña, papaya, durazno, ciruelas y los cubitos de hielo.
4. Licuar por 2-4 minutos
5. Servir y Disfrutar!!!

Refrescante Love

Rinde 1 o 2 porciones

Ingredientes:

- 1 litro de agua
- 1/2 taza de Manzana verde picada
- 1/2 taza de Manzana amarilla picada
- 1/2 taza de Manzana roja picada
- 1/2 taza de pera picada
- 1 cucharada de miel
- 6 Cubitos de hielo

Preparación:

1. Lava todos los ingredientes y utensilios
2. Disuelve la miel en el agua
3. Agregar en una licuadora el agua, las manzanas, pera y los cubitos de hielo.
4. Licuar por 2-4 minutos
5. Servir y Disfrutar!!!

Refrescante Alegría versión 1

Rinde 1 o 2 porciones

Ingredientes:

- 1 litro de agua
- 1/4 taza de kiwi picado
- 1/4 taza de Manzana amarilla picada
- 1/4 taza de Manzana roja picada
- 1/4 taza de Manzana verde picada
- 1 guayaba picada
- 1/4 taza de pera picada
- 1 cucharada de miel
- 6 Cubitos de hielo

Preparación:

1. Lava todos los ingredientes y utensilios
2. Disuelve la miel en el agua
3. Agregar en una licuadora el agua, kiwi, manzanas, guayaba, pera y los cubitos de hielo.
4. Licuar por 2-4 minutos
5. Servir y Disfrutar!!!

Refrescante Anti OX versión 2

Rinde 1 o 2 porciones

Ingredientes:

- 1 litro de agua
- 1 taza de fresas
- 1 durazno picado
- 1/2 taza de jugo de mandarina
- 1/2 taza de jugo de naranja
- 1 cucharada de miel
- 6 Cubitos de hielo

Preparación:

1. Lava todos los ingredientes y utensilios
2. Disuelve la miel en el agua
3. Agregar en una licuadora el agua, fresas, durazno, mandarina, naranja y los cubitos de hielo.
4. Licuar por 2-4 minutos
5. Servir y Disfrutar!!!

Refrescante Alegría versión 2

Rinde 1 o 2 porciones

Ingredientes:

- 1 litro de agua
- 1/4 taza de kiwi picado
- 1/4 taza de Manzana amarilla picada
- 1/4 taza de Manzana roja picada
- 1/4 taza de Manzana verde picada
- 1/4 taza de durazno picada
- 1/4 taza de chabacano picada
- 1/4 taza de pera picada
- 1 cucharada de miel
- 6 Cubitos de hielo

Preparación:

1. Lava todos los ingredientes y utensilios
2. Disuelve la miel en el agua
3. Agregar en una licuadora el agua, kiwi, manzanas, durazno, chabacano, pera y los cubitos de hielo.
4. Licuar por 2-4 minutos
5. Servir y Disfrutar!!!

Refrescante Pipaya

Rinde 1 o 2 porciones

Ingredientes:

- 1 litro de agua
- 1/4 taza de jugo de naranja
- 1/2 taza de piña picada
- 1/2 taza de papaya picada
- 1 cucharada de miel
- 6 Cubitos de hielo

Preparación:

1. Lava todos los ingredientes y utensilios
2. Disuelve la miel en el agua
3. Agrega en una licuadora el agua, el jugo de naranja, piña, papaya, y los cubitos de hielo.
4. Licuar por 2-4 minutos
5. Servir y Disfrutar!!!

Refrescante Espinaca

Rinde 1 o 2 porciones

Ingredientes:

- 1 litro de agua
- 10 hojas de espinacas
- 1/2 taza de berro
- 1/2 taza de piña picada
- 1/2 taza de jugo de naranja
- 1 cucharada de miel
- 6 Cubitos de hielo

Preparación:

1. Lava todos los ingredientes y utensilios
2. Disuelve la miel en el agua
3. Agrega en una licuadora el agua, espinacas, piña, berro, naranja y los cubitos de hielo.
4. Licuar por 2-4 minutos
5. Servir y Disfrutar!!!

Refrescante de chirimoya cítrico

Rinde 1 o 2 porciones

Ingredientes:

- 1/2 litro de agua
- 1 taza de jugo chirimoya
- 1 taza de jugo de naranja
- 1 cucharada de miel
- 6 Cubitos de hielo

Preparación:

1. Lava todos los ingredientes y utensilios
2. Disuelve la miel en el agua
3. Extraer la pulpa de chirimoyas y tamizarla en un colador para extraer solo el jugo
4. Agrega en una licuadora el agua, el jugo de chirimoya, naranja y los cubitos de hielo.
5. Licuar por 2-4 minutos
6. Servir y Disfrutar!!!

Refrescante de Plátano

Rinde 1 o 2 porciones

Ingredientes:

- 1/2 litro de agua
- 2 plátanos
- 1/2 taza de jugo de naranja
- 1 cucharada de miel
- 6 Cubitos de hielo

Preparación:

1. Lava todos los ingredientes y utensilios
2. Disuelve la miel en el agua
3. Agrega en una licuadora el agua, los plátanos, el jugo de naranja y los cubitos de hielo.
4. Licuar por 2-4 minutos
5. Servir y Disfrutar!!!

Refrescante de Tamarindo

Rinde 1 o 2 porciones

Ingredientes:

- 1 litro de agua
- 1/2 taza de tamarindo
- 3 cucharadas de miel
- 6 Cubitos de hielo

Preparación:

1. Lava todos los ingredientes y utensilios
2. Disuelve la miel en el agua
3. Lava y pela los tamarindos
4. Agrega en una licuadora el agua, tamarindo.
5. Licuar por 2-4 minutos
6. Pasar por un colador
7. Volver a licuar 2-4 minutos con los cubos de hielo
8. Servir y Disfrutar!!!

Refrescante de Caquis (Palosanto)

Rinde 1 o 2 porciones

Ingredientes:

- 1 litro de agua
- 4 caquis
- 1 taza de frambuesa
- ¼ taza de jugo de limón
- 4 cucharadas de miel
- 6 Cubitos de hielo

Preparación:

5. Lava todos los ingredientes y utensilios
6. Disuelve la miel en el agua
7. Lava y pela los caquis y extrae su pulpa, quitar semillas.
8. Agrega en una licuadora el agua, caquis, frambuesa, limón y los cubitos de hielo.
9. Licuar por 2-4 minutos
10. Servir y Disfrutar!!!

Refrescante de Granaña

Rinde 1 o 2 porciones

Ingredientes:

- 1 litro de agua
- 4 granadas
- 1 taza de piña rebanada
- 4 cucharadas de miel
- 6 Cubitos de hielo

Preparación:

1. Lava todos los ingredientes y utensilios
2. Disuelve la miel en el agua
3. Lava, pela y rebana la piña
4. Desgrana la granada
5. Agrega en una licuadora el agua, piña, granada y los cubitos de hielo.
6. Licuar por 2-4 minutos
7. Servir y Disfrutar!!!

Refrescante de Chufas

Rinde 1 o 2 porciones

Ingredientes:

- 1 litro de agua
- 1 taza de Chufas
- 1 limón rallado de su corteza
- 3 cucharadas de miel
- 6 Cubitos de hielo

Preparación:

1. Lava las chufas y déjalas remojar en agua limpia por 1 día, cambia el agua hasta 3 veces durante ese periodo.
2. Escurrir las chufas y lavarlas
3. Lava todos los ingredientes y utensilios
4. Licuar las chufas y la corteza de limón rayada
5. Disuelve la miel en el agua
6. Agrega en una licuadora el agua, las chufas previamente licuadas con la corteza de limón rayado, los cubitos de hielo.
7. Licuar por 2-4 minutos
8. Servir y Disfrutar!!!

Refrescante de Sangría (sin alcohol)

Rinde 1 o 2 porciones

Ingredientes:

- 1 litro de agua
- 1 taza de Uvas
- 1 /2 taza de jugo de limón
- 1 durazno
- 1 manzana
- 1 limón
- 1 palo de canela
- 3 cucharadas de miel
- 6 Cubitos de hielo

Preparación:

1. Lava todos los ingredientes y utensilios
2. Pela y troza el durazno, manzanas
3. Cortar el limón en rodajas
4. Disuelve la miel en el agua
5. Licuar el agua, las uvas, el jugo de limón.
6. Verter en una jarra
7. Agrega las frutas picadas, limón en rojas, palo de canela y cubos de hielo.
8. Dejar enfriar
9. Servir y Disfrutar!!!

Refrescante de Man-Zana

Rinde 1 o 2 porciones

Ingredientes:

- 1 litro de agua
- 1 taza de zanahorias
- 1 taza de manzanas
- 1 /4 de taza de jugo de limón
- 3 cucharadas de miel
- 6 Cubitos de hielo

Preparación:

1. Lava todos los ingredientes y utensilios
2. Picar las manzanas y zanahorias
3. Disuelve la miel en el agua
4. Agrega en una licuadora el agua, las manzanas, zanahoria, jugo de limón y los cubitos de hielo.
5. Licuar por 2-4 minutos
6. Servir y Disfrutar!!!

Refrescante de Melona

Rinde 1 o 2 porciones

Ingredientes:

- 1 litro de agua
- 1 taza de melón
- 1 taza de jugo de naranja
- 3 cucharadas de miel
- 6 Cubitos de hielo

Preparación:

1. Lava todos los ingredientes y utensilios
2. Picar el melón
3. Disuelve la miel en el agua
4. Agrega en una licuadora el agua, el melón, jugo de naranja y los cubitos de hielo.
5. Licuar por 2-4 minutos
6. Servir y Disfrutar!!!

Refrescante Campesino

Rinde 1 o 2 porciones

Ingredientes:

- 1 litro de agua
- 2 zanahorias
- 2 tomates
- 1 pepino
- 3 cucharadas de miel
- 6 Cubitos de hielo

Preparación:

1. Lava todos los ingredientes y utensilios
2. Picar las zanahorias, tomate y pepino.
3. Disuelve la miel en el agua
4. Agrega en una licuadora el agua, las zanahorias, tomates, pepinos y los cubitos de hielo.
5. Licuar por 2-4 minutos
6. Servir y Disfrutar!!!

Refrescante Frutal

Rinde 1 o 2 porciones

Ingredientes:

- 1 litro de agua
- 1 taza de fresas
- 1 plátano
- 1 taza de uvas
- 1 taza de frambuesas
- 3 cucharadas de miel
- 6 Cubitos de hielo

Preparación:

1. Lava todos los ingredientes y utensilios
2. Disuelve la miel en el agua
3. Agrega en una licuadora el agua, fresas, plátano, uva, frambuesas y los cubitos de hielo.
4. Licuar por 2-4 minutos
5. Servir y Disfrutar!!!

BEBIDAS EN BATIDOS, LICUADOS O SMOOTHIES

Todas ellas a base de leches no lácteas elaboradas con ingredientes vegetales como la **soya, almendras, avena, nueces, avellanas, amaranto, chía, linaza, pistache, ajonjolí, cacahuate, quínoa, semillas de girasol, macadamia**, semillas de **calabaza, coco, cebada, arroz**, semillas de **sésamo** etc.

Las leches vegetales si gustas consumirlas al natural, puedes darles un poco de sabor con miel, algún extracto, canela en polvo al gusto.

NOTA: Para convertir nuestros **batidos** o **licuados** en **smoothies** solo tienes que agregar ingredientes que lo hagan más espeso ya que esta es la característica particular de este tipo de bebidas, entre los consejos para crear tus smoothies pueden estar.

- ✓ Disminuir la cantidad de leche vegetal a ½ litro
- ✓ Añadir 1 plátano a los ingredientes de las recetas
- ✓ Añadir 1 cucharada de: amaranto o ajonjolí o semillas de girasol o almendras cocidas o avena.
- ✓ Aumentar la cantidad de cubos de hielo de 6 a 10 en las recetas.
- ✓ Añadir 1 taza de yogurt hecho a base de leche vegetal (mas adelante te dejo la receta casera) o puedes comprar de la marca de tu preferencia en la tienda (no con lactosa o derivado de leche animal).

Selecciona los consejos que más te gusten para la consistencia final de tu smoothie, no tienen que ser todos al mismo tiempo, puedes combinar algunos y disfrutar las opciones que más te gusten.

LECHES VEGETALES

Leche de soya

Rinde 1 litro

Ingredientes:

- 1/2 taza de soya
- 1 litro de agua
- 1 palo de canela (opcional)

Preparación:

1. limpiar y lavar la soya
2. Poner la soya a remojar toda la noche en agua purificada
3. Hervir durante 30 minutos en 1 litro de agua y el palo de canela
4. Poner la soya hervida en un recipiente con abundante agua fría y frotar con las manos los granos para que pierdan la piel.
5. Licuar la soya limpia con 1 litro de agua
6. Filtrar usando un colador o un pedazo de tela limpio.
7. Poner en una botella y enfriar.
8. Una vez fría pierde el sabor fuerte a soya.
9. Si se vuelve a hervir la leche aguanta hasta 5 días más en el refrigerador
10. Enfriar bien antes de consumir.

NOTA: Guarda en un recipiente de vidrio en el congelador la ocara, bagazo o soya que quedo en el colador, se come, te puede servir para algunas recetas deliciosas!.

Leche de almendras

Rinde 1 litro

Ingredientes:

- 1 taza de almendras crudas, sin cascara.
- 1 litro de agua

Preparación:

1. Dejas remojar las almendras toda la noche en medio litro de agua (6 a 8 horas) a temperatura ambiente o si hay demasiado calor, entonces en el refrigerador.
2. Al otro día, tiras el agua de remojo, enjuagas las almendras nuevamente.
3. las pones en la licuadora con un litro de agua pura, licúas por unos cinco minutos
4. y terminando la cuelas con una coladera grande, escurridor o un manto de tela.
5. La leche se puede refrigerar por hasta cinco días sin que se eche a perder ni pierda sus propiedades nutrimentales.

NOTA: Se pueden usar los restos de la almendra para preparar postres o queso vegetal, o acompañar otras recetas así que consérvalo en un recipiente de vidrio en el refrigerador.

Leche de Ajonjolí

Rinde 1 litro

Ingredientes:

- 1 taza de ajonjolí
- 1 litro de agua

Preparación:

1. Dejas remojar el ajonjolí toda la noche en medio litro de agua (6 a 8 horas) a temperatura ambiente o si hay demasiado calor, entonces en el refrigerador.
2. Al otro día la pones en la licuadora con el agua de remojo, licúas por unos cinco minutos
3. y terminando la cuelas con una coladera grande, escurridor o un manto de tela.
4. La leche se puede refrigerar por hasta cinco días sin que se eche a perder ni pierda sus propiedades nutrimentales.

NOTA: Se pueden usar los restos de ajonjolí para preparar postres o queso vegetal, o acompañar otras recetas así que consérvalo en un recipiente de vidrio en el refrigerador.

Leche de Nueces

Rinde 1 litro

Ingredientes:

- 1 taza de nueces
- 1 litro de agua

Preparación:

1. Retira la parte dura de las nueces
2. las pones en la licuadora con un litro de agua pura, licúas por unos cinco minutos
3. y terminando la cuelas con una coladera grande, escurridor o un manto de tela.
4. La leche se puede refrigerar por hasta cinco días sin que se eche a perder ni pierda sus propiedades nutrimentales.

NOTA: Se pueden usar los restos de las nueces para preparar postres o acompañar otras recetas así que consérvalo en un recipiente de vidrio en el refrigerador.

Leche de Avellanas

Rinde 1 litro

Ingredientes:

- 1 taza de avellanas crudas o tostadas
- 1 litro de agua

Preparación:

1. Lavar y limpiar las avellanas
2. Dejar remojando en agua limpia toda la noche
3. Al siguiente día enjuágalas
4. las pones en la licuadora con un litro de agua pura, licúas por unos cinco minutos
5. y terminando la cuelas con una coladera grande, escurridor o un manto de tela.
6. La leche se puede refrigerar por hasta cinco días sin que se eche a perder ni pierda sus propiedades nutrimentales.

NOTA: Se pueden usar los restos de las avellanas para preparar postres o acompañar otras recetas así que consérvalo en un recipiente de vidrio en el refrigerador.

Leche de Cacahuate

Rinde 1 litro

Ingredientes:

- 1 taza de cacahuates crudos
- 1 litro de agua

Preparación:

1. Lavar y limpiar los cacahuates
2. Dejar remojando en agua limpia toda la noche
3. Al siguiente día enjuágalas
4. las pones en la licuadora con un litro de agua pura, licúas por unos cinco minutos
5. y terminando la cuelas con una coladera grande, escurridor o un manto de tela.
6. La leche se puede refrigerar por hasta cinco días sin que se eche a perder ni pierda sus propiedades nutrimentales.

NOTA: Se pueden usar los restos de los cacahuates para preparar postres o acompañar otras recetas así que consérvalo en un recipiente de vidrio en el refrigerador.

Leche de Amaranto

Rinde 1 litro

Ingredientes:

- 1 taza de amaranto
- 1 litro de agua

Preparación:

1. Dejar remojando el amaranto en el litro de agua por 1-2 horas
2. Hervir el amaranto con el agua, y dejar a fuego lento hasta que se vea espeso
3. Dejar enfriar
4. la cuelas con una coladera grande, escurridor o un manto de tela.
5. La leche se puede refrigerar por hasta cinco días sin que se eche a perder ni pierda sus propiedades nutrimentales.

NOTA: Se pueden usar los restos de las nueces para preparar postres o acompañar otras recetas así que consérvalo en un recipiente de vidrio en el refrigerador.

Leche de Linaza

Rinde 1 litro

Ingredientes:

- 1/2 taza de linaza
- 1 litro de agua

Preparación:

1. Pasar la linaza seca por la licuadora para hacerla polvo
2. Dejar remojando la linaza previamente licuada en el litro de agua por 1-2 horas
3. Licuar nuevamente 5 minutos
4. la cuelas con una coladera grande, escurridor o un manto de tela.
5. La leche se puede refrigerar por hasta cinco días sin que se eche a perder ni pierda sus propiedades nutrimentales.

NOTA: Se pueden usar los restos de la linaza para preparar postres o acompañar otras recetas así que consérvalo en un recipiente de vidrio en el refrigerador.

Leche de Chía

Rinde 1 litro

Ingredientes:

- 1/2 taza de Chía
- 1 litro de agua

Preparación:

1. Pasar la chía seca por la licuadora para hacerla polvo
2. Dejar remojando la chía previamente licuada en el litro de agua por 1-2 horas
3. Licuar nuevamente 5 minutos
4. la cuelas con una coladera grande, escurridor o un manto de tela.
5. La leche se puede refrigerar por hasta cinco días sin que se eche a perder ni pierda sus propiedades nutrimentales.

NOTA: Se pueden usar los restos de la chía para preparar postres o acompañar otras recetas así que consérvalo en un recipiente de vidrio en el refrigerador.

Leche de Quínoa

Rinde 1 litro

Ingredientes:

- 1 taza de Quínoa
- 1 litro de agua

Preparación:

1. Dejar remojando la quínoa en el litro de agua por 1-2 horas
2. Hervir la quínoa con el agua, y dejar a fuego lento hasta que se vea espeso
3. Dejar enfriar
4. la cuelas con una coladera grande, escurridor o un manto de tela.
5. La leche se puede refrigerar por hasta cinco días sin que se eche a perder ni pierda sus propiedades nutrimentales.

NOTA: Se pueden usar los restos de la quínoa para preparar postres o acompañar otras recetas así que consérvalo en un recipiente de vidrio en el refrigerador.

Leche de Sésamo

Rinde 1 litro

Ingredientes:

- 1 taza de semilla de sésamo
- 1 litro de agua

Preparación:

1. Pasar las semillas de sésamo secos por la licuadora para hacerlo polvo
2. Licuar la semilla molida con el litro de agua por 5 minutos
3. Dejar reposar de 3-5 horas
4. la cuelas con una coladera grande, escurridor o un manto de tela.
5. La leche se puede refrigerar por hasta cinco días sin que se eche a perder ni pierda sus propiedades nutrimentales.

NOTA: Se pueden usar los restos de las semillas de sésamo para preparar postres o acompañar otras recetas así que consérvalo en un recipiente de vidrio en el refrigerador.

Leche de avena

Rinde 1 litro

Ingredientes:

- 1 taza de avena cruda (no instantánea)
- 1 litro de agua

Preparación:

1. Pasar la avena seca por la licuadora para hacerla polvo
2. Dejar reposando en la licuadora con 1 taza de agua purificada 30 minutos.
3. Añadir 3 tazas mas de agua y licuar por 5 minutos
4. la cuelas con una coladera grande, escurridor o un manto de tela.
5. La leche se puede refrigerar por hasta cinco días sin que se eche a perder ni pierda sus propiedades nutrimentales.

NOTA: No tires el excedente, te servirá para hacer unas galletas de avena, horchata u otras recetas.

Leche de Pistache

Rinde 1 litro

Ingredientes:

- 1 taza de pistache
- 1 litro de agua caliente

Preparación

1. Pasar el pistache secos por la licuadora para hacerlo polvo
2. Licuar el pistache molida con el litro de agua por 5 minutos
3. Dejar reposar de 3-5 horas para enfriar
4. la cuelas con una coladera grande, escurridor o un manto de tela.
5. La leche se puede refrigerar por hasta cinco días sin que se eche a perder ni pierda sus propiedades nutrimentales.

NOTA: Se pueden usar los restos de pistache para preparar postres o acompañar otras recetas así que consérvalo en un recipiente de vidrio en el refrigerador.

Leche de Arroz

Rinde 1 litro

Ingredientes:

- 1 taza de Arroz
- 2 cucharas de miel
- 1 litro de agua
- 1 palo de canela
- 1 limón rayado de su corteza (opcional)

Preparación

1. Lava el arroz
2. Poner a hervir el agua, canela y limón rayado
3. Apagar y verter el arroz al agua recién hervida, dejarlo reposar hasta que se enfríe.
4. Al enfriar pasar por la licuadora con los cubitos de hielo y miel
5. Cuela la mezcla con un colador muy fino
6. Guarda tu leche en el refrigerador en frascos de vidrio máximo por 5 días.

Leche de Coco

Rinde 1 litro

Ingredientes:

- 1 taza de pulpa de coco
- 2 cucharas de miel
- 1 litro de agua

Preparación

1. Dejas remojar la pulpa de coco toda la noche en medio litro de agua (6 a 8 horas) a temperatura ambiente o si hay demasiado calor, entonces en el refrigerador.
2. Al otro día, lo pones en la licuadora con el agua pura, licúas por unos 10 minutos
3. Dejas reposar otros 20 minutos
4. y terminando la cuelas con una coladera grande, escurridor o un manto de tela.
5. Endulzar con miel
6. La leche se puede refrigerar por hasta 5 días sin que se eche a perder ni pierda sus propiedades nutrimentales.

NOTA: Puedes comer el residuo de coco que quedo o utilizarlo con otras recetas en ensaladas.

Leche de Semilla de girasol

Rinde 1 litro

Ingredientes:

- 1 taza de semilla de girasol
- 1 litro de agua

Preparación:

1. Pasar las semillas secas por la licuadora para hacerlo polvo
2. Licuar la semilla molida con el litro de agua por 5 minutos
3. Dejar reposar de 3-5 horas
4. la cuelas con una coladera grande, escurridor o un manto de tela.
5. La leche se puede refrigerar por hasta cinco días sin que se eche a perder ni pierda sus propiedades nutrimentales.

NOTA: Se pueden usar los restos de las semillas para preparar postres o acompañar otras recetas así que consérvalo en un recipiente de vidrio en el refrigerador.

Leche de Semilla de Calabaza

Rinde 1 litro

Ingredientes:

- 1 taza de semilla de calabaza
- 1 litro de agua

Preparación:

1. Pasar las semillas secas por la licuadora para hacerlo polvo
2. Licuar la semilla molida con el litro de agua por 5 minutos
3. Dejar reposar de 3-5 horas
4. la cuelas con una coladera grande, escurridor o un manto de tela.
5. La leche se puede refrigerar por hasta cinco días sin que se eche a perder ni pierda sus propiedades nutrimentales.

NOTA: Se pueden usar los restos de las semillas para preparar postres o acompañar otras recetas así que consérvalo en un recipiente de vidrio en el refrigerador.

Leche de Macadamia

Rinde 1 litro

Ingredientes:

- 1 taza de macadamia
- 1 litro de agua caliente

Preparación:

1. Pasar las semillas secas por la licuadora para hacerlo polvo
2. Licuar la semilla molida con el litro de agua por 5 minutos
3. Dejar reposar de 3-5 horas
4. la cuelas con una coladera grande, escurridor o un manto de tela.
5. La leche se puede refrigerar por hasta cinco días sin que se eche a perder ni pierda sus propiedades nutrimentales.

NOTA: Se pueden usar los restos de las semillas para preparar postres o acompañar otras recetas así que consérvalo en un recipiente de vidrio en el refrigerador.

Leche de Cebada

Rinde 1 litro

Ingredientes:

- 1 taza de cebada
- 1 litro de agua

Preparación:

1. Pasar las semillas limpias y secas por la licuadora para hacerlo polvo
2. Hierve en el litro de agua las semillas licuadas
3. Dejar enfriar 2-3 horas
4. Licuar nuevamente la semilla molida con el litro de agua por 5 minutos
5. la cuelas con una coladera grande, escurridor o un manto de tela.
6. La leche se puede refrigerar por hasta cinco días sin que se eche a perder ni pierda sus propiedades nutrimentales.

NOTA: Se pueden usar los restos de las semillas para preparar postres o acompañar otras recetas así que consérvalo en un recipiente de vidrio en el refrigerador.

YOGURT DE LECHE VEGETAL

Yogurt de leche vegetal

Rinde 1 litro

Ingredientes:

- 1 Litro de leche vegetal
- 2 cucharaditas de fécula (yuca, maíz, tapioca, arroz, sagú, papa, etc.)
- 3 cucharadas de miel de abeja
- 1/8 cucharadita de fermento para yogurt

Preparación

1. Mezclar la fécula de su elección en la leche vegetal
2. poner a hervir a fuego lento, revolviendo constantemente
3. calentar hasta que hierva
4. Dejar enfriar y reposar 2-3 horas
5. Poner la leche en un frasco y agregar el fermento para yogurt, mezclar un poco y tapar
6. hay que mantenerlo a 35ºC durante al menos 8 horas sin moverlo en absoluto y tapado encima con un trapo para que respire.
7. Una vez que pasen las 8 horas deja enfriar bien en el refrigerador
8. Endulzar con miel al gusto
9. Servir y disfrutar o **usar para tus smoothies**, u otras recetas.

NOTA: Dura en el refrigerador hasta 1 semana; si no consigues fermento para yogurt, puedes comprar en la tienda un vaso pequeño de (250 gr) de yogurt vegetal y orgánico de marca (no con lactosa o derivado de leche animal) y usarlo para el paso 5.

BEBIDAS EN BATIDOS O LICUADOS

Batido de chabacano

Rinde 1 o 2 porciones

Ingredientes:

- ½ taza de chabacano
- 2 plátanos
- 2 cucharadas de miel
- 1 litro de leche vegetal
- 6 Cubitos de hielo

Preparación:

1. Lava todos los ingredientes y utensilios
2. Lava los chabacanos y quítales la semilla
3. Agregar en una licuadora la miel, la leche vegetal, chabacanos, plátanos y los cubitos de hielo.
4. Licuar por 3-5 minutos
5. Servir y Disfrutar!!!

Batido amarillo

Rinde 1 o 2 porciones

Ingredientes:

- 2 plátanos
- 2 cucharadas de miel
- 1 litro de leche vegetal
- 6 Cubitos de hielo

Preparación:

1. Lava todos los ingredientes y utensilios
2. Agregar en una licuadora la miel, la leche vegetal, plátanos y los cubitos de hielo.
3. Licuar por 3-5 minutos
4. Servir y Disfrutar!!!

Batido de Aguacate

Rinde 1 o 2 porciones

Ingredientes:

- 2 aguacates
- 2 Manzanas
- 2 cucharadas de miel
- 1 litro de leche vegetal
- 6 Cubitos de hielo

Preparación:

1. Lava todos los ingredientes y utensilios
2. Pela los aguacates y extrae su pulpa
3. Pica las manzanas
4. Agregar en una licuadora la miel, la leche vegetal, aguacate, manzana y los cubitos de hielo.
5. Licuar por 3-5 minutos
6. Servir y Disfrutar!!!

Batido Amanecer

Rinde 1 o 2 porciones

Ingredientes:

- 1/2 taza de jugo de naranja
- 1 Manzana
- 2 cucharadas de miel
- 1 cucharada de extracto de vainilla
- 1 litro de leche vegetal
- 6 Cubitos de hielo

Preparación:

1. Lava todos los ingredientes y utensilios
2. Pica las manzanas
3. Agregar en una licuadora la miel, jugo de naranja, manzanas, vainilla, leche vegetal y los cubitos de hielo.
4. Licuar por 3-5 minutos
5. Servir y Disfrutar!!!

Batido Celestial

Rinde 1 o 2 porciones

Ingredientes:

- 1 taza de fresas
- ½ durazno
- 2 cucharadas de miel
- 1 litro de leche vegetal
- 6 Cubitos de hielo

Preparación:

1. Lava todos los ingredientes y utensilios
2. Desinfecta las fresas
3. Pica fresas y durazno
4. Agregar en una licuadora la miel, la leche vegetal, fresas, durazno y los cubitos de hielo.
5. Licuar por 3-5 minutos
6. Servir y Disfrutar!!!

Batido digestivo

Rinde 1 o 2 porciones

Ingredientes:

- 1 taza de papaya
- 4 ciruelas pasas
- 2 cucharadas de miel
- 1 litro de leche vegetal
- 6 Cubitos de hielo

Preparación:

1. Lava todos los ingredientes y utensilios
2. Desinfecta las ciruelas y quítele las semillas
3. Picar la papaya y las ciruelas
4. Agregar en una licuadora la miel, la leche vegetal, papaya, ciruelas y los cubitos de hielo.
5. Licuar por 3-5 minutos
6. Servir y Disfrutar!!!

Batido Relax

Rinde 1 o 2 porciones

Ingredientes:

- 2 plátanos
- 1 cucharada de nuez moscada
- 2 cucharadas de miel
- 1 litro de leche vegetal
- 6 Cubitos de hielo

Preparación:

1. Lava todos los ingredientes y utensilios
2. Agregar en una licuadora la miel, la leche vegetal, plátanos, nuez moscada y los cubitos de hielo.
3. Licuar por 3-5 minutos
4. Servir y Disfrutar!!!

Batido Entusiasta

Rinde 1 o 2 porciones

Ingredientes:

- 2 cucharadas de semillas de girasol
- 3 zanahorias
- 2 cucharadas de miel
- 1 litro de leche vegetal
- 6 Cubitos de hielo

Preparación:

1. Lava todos los ingredientes y utensilios
2. Agregar en una licuadora la miel, la leche vegetal, las semillas de girasol, zanahorias y los cubitos de hielo.
3. Licuar por 3-5 minutos
4. Servir y Disfrutar!!!

Batido de Reyes

Rinde 1 o 2 porciones

Ingredientes:

- 1 Manzana
- 1 pera
- 2 cucharadas de miel
- 1 litro de leche vegetal
- 6 Cubitos de hielo

Preparación:

1. Lava todos los ingredientes y utensilios
2. Desinfectar y picar la manzana y la pera
3. Agregar en una licuadora la miel, la leche vegetal, manzana, pera, y los cubitos de hielo.
4. Licuar por 3-5 minutos
5. Servir y Disfrutar!!!

Batido Citrix

Rinde 1 o 2 porciones

Ingredientes:

- 1/2 taza de jugo de naranja
- 1 taza de fresas
- 2 cucharadas de miel
- 1 litro de leche vegetal
- 6 Cubitos de hielo

Preparación:

1. Lava todos los ingredientes y utensilios
2. Desinfecta y pica las fresas
3. Agregar en una licuadora la miel, la leche vegetal, el jugo de naranja, las fresas y los cubitos de hielo.
4. Licuar por 3-5 minutos
5. Servir y Disfrutar!!!

Batido de Mamey

Rinde 1 o 2 porciones

Ingredientes:

- 1 taza de pulpa de mamey
- 1 manzana
- 1 pera
- 2 cucharadas de miel
- 1 litro de leche vegetal
- 6 Cubitos de hielo

Preparación:

1. Lava todos los ingredientes y utensilios
2. Desinfecta y pica la manzana y la pera
3. Agregar en una licuadora la miel, la leche vegetal, la pulpa de mamey, manzana, pera y los cubitos de hielo.
4. Licuar por 3-5 minutos
5. Servir y Disfrutar!!!

Batido kiwuva

Rinde 1 o 2 porciones

Ingredientes:

- 1 taza de uvas
- 1 kiwi
- 1 pera
- 2 cucharadas de miel
- 1 litro de leche vegetal
- 6 Cubitos de hielo

Preparación:

1. Lava todos los ingredientes y utensilios
2. Desinfecte, pele y pique el kiwi y la pera
3. Agregar en una licuadora la miel, la leche vegetal, las uvas, kiwi, pera y los cubitos de hielo.
4. Licuar por 3-5 minutos
5. Servir y Disfrutar!!!

Batido Sanguíneo

Rinde 1 o 2 porciones

Ingredientes:

- 1 plátano
- 3 guayabas
- 1 pera
- 2 cucharadas de miel
- 1 litro de leche vegetal
- 6 Cubitos de hielo

Preparación:

1. Lava todos los ingredientes y utensilios
2. Desinfecte, pele y pique las guayabas y pera
3. Agregar en una licuadora la miel, la leche vegetal, plátano, guayabas, pera y los cubitos de hielo.
4. Licuar por 3-5 minutos
5. Servir y Disfrutar!!!

Batido De mango

Rinde 1 o 2 porciones

Ingredientes:

- 1 Mango
- 1 pera
- ½ taza de jugo de naranja
- 2 cucharadas de miel
- 1 litro de leche vegetal
- 6 Cubitos de hielo

Preparación:

1. Lava todos los ingredientes y utensilios
2. Desinfecte, pele y pique el mango y la pera
3. Agregar en una licuadora la miel, la leche vegetal, mango, pera, jugo de naranja y los cubitos de hielo.
4. Licuar por 3-5 minutos
5. Servir y Disfrutar!!!

Batido de Guanábana

Rinde 1 o 2 porciones

Ingredientes:

- 1 taza de pulpa de guanábana sin semilla
- 1 plátano
- 1 pera
- 2 cucharadas de miel
- 1 litro de leche vegetal
- 6 Cubitos de hielo

Preparación:

1. Lava todos los ingredientes y utensilios
2. Desinfecte, pele y pique la pera
3. Agregar en una licuadora la miel, la leche vegetal, plátano, guanábana, pera y los cubitos de hielo.
4. Licuar por 3-5 minutos
5. Servir y Disfrutar!!!

Batido de PlaZanas

Rinde 1 o 2 porciones

Ingredientes:

- 1 manzana amarilla
- 1 plátano
- 1 pera
- 2 cucharadas de miel
- 1 litro de leche vegetal
- 6 Cubitos de hielo

Preparación:

1. Lava todos los ingredientes y utensilios
2. Desinfecte, pele (opcional) y pique la pera y manzana
3. Agregar en una licuadora la miel, la leche vegetal, plátano, manzana, pera y los cubitos de hielo.
4. Licuar por 3-5 minutos
5. Servir y Disfrutar!!!

Batido del campo

Rinde 1 o 2 porciones

Ingredientes:

- 1 taza de fresas
- 1 plátano
- 2 guayabas
- 2 cucharadas de miel
- 1 litro de leche vegetal
- 6 Cubitos de hielo

Preparación:

1. Lava todos los ingredientes y utensilios
1. Desinfecte, y pique las fresas, guayabas
2. Agregar en una licuadora la miel, la leche vegetal, plátano, guayabas, fresas y los cubitos de hielo.
3. Licuar por 3-5 minutos
4. Servir y Disfrutar!!!

Batido mimos

Rinde 1 o 2 porciones

Ingredientes:

- 1 durazno
- 1/2 taza de fresas
- 1/2 taza de zarzamoras
- 2 cucharadas de miel
- 1 litro de leche vegetal
- 6 Cubitos de hielo

Preparación:

1. Lava todos los ingredientes y utensilios
2. Desinfecte, y pique las fresas y el durazno
3. Agregar en una licuadora la miel, la leche vegetal, durazno, fresas, zarzamoras y los cubitos de hielo.
4. Licuar por 3-5 minutos
5. Servir y Disfrutar!!!

Batido Frutal

Rinde 1 o 2 porciones

Ingredientes:

- 1 taza de pulpa de coco
- 1 taza de zarzamoras
- 1 plátano
- 2 cucharadas de miel
- 1 litro de leche vegetal
- 6 Cubitos de hielo

Preparación:

1. Lava todos los ingredientes y utensilios
2. Agregar en una licuadora la miel, la leche vegetal, coco, zarzamoras, plátano y los cubitos de hielo.
3. Licuar por 3-5 minutos
4. Servir y Disfrutar!!!

Batido Deleite

Rinde 1 o 2 porciones

Ingredientes:

- 1 durazno
- 1 mango
- 2 guayabas
- 2 cucharadas de miel
- 1 litro de leche vegetal
- 6 Cubitos de hielo

Preparación:

1. Lava todos los ingredientes y utensilios
2. Agregar en una licuadora la miel, la leche vegetal, durazno, mango, guayabas y los cubitos de hielo.
3. Licuar por 3-5 minutos
4. Servir y Disfrutar!!!

Batido Encanto

Rinde 1 o 2 porciones

Ingredientes:

- 1 plátano
- 1 mango
- 1 taza de pulpa de guanábana
- 2 cucharadas de miel
- 1 litro de leche vegetal
- 6 Cubitos de hielo

Preparación:

1. Lava todos los ingredientes y utensilios
2. Agregar en una licuadora la miel, la leche vegetal, plátano, mango, guanábana y los cubitos de hielo.
3. Licuar por 3-5 minutos
4. Servir y Disfrutar!!!

Batido Frera

Rinde 1 o 2 porciones

Ingredientes:

- 1 pera
- 1 taza de fresas
- 2 cucharadas de miel
- 1 litro de leche vegetal
- 6 Cubitos de hielo

Preparación:

1. Lava todos los ingredientes y utensilios
2. Agregar en una licuadora la miel, la leche vegetal, pera, fresas y los cubitos de hielo.
3. Licuar por 3-5 minutos
4. Servir y Disfrutar!!!

Batido Plango

Rinde 1 o 2 porciones

Ingredientes:

- 1 mango
- 1 plátano
- 2 cucharadas de miel
- 1 litro de leche vegetal
- 6 Cubitos de hielo

Preparación:

1. Lava todos los ingredientes y utensilios
2. Agregar en una licuadora la miel, la leche vegetal, mango, plátano y los cubitos de hielo.
3. Licuar por 3-5 minutos
4. Servir y Disfrutar!!!

BEBIDAS EN SMOOTHIES

Smoothie Azul

Rinde 1 o 2 porciones

Ingredientes:

- ½ taza de almendras crudas
- ½ taza de avena cruda
- 1 plátano
- 1 taza de arándano azul
- 1 taza de yogurt vegetal
- ½ taza de piña picada
- 2 cucharadas de miel
- ½ litro de leche vegetal
- 6 Cubitos de hielo

Preparación:

1. Lava todos los ingredientes y utensilios
2. Licuar hasta hacer polvo la almendra y la avena
3. Luego agregar a la licuadora la miel, la leche vegetal, plátano, arándano azul, yogurt, piña, y los cubitos de hielo.
4. Licuar por 3-5 minutos
5. Servir y Disfrutar!!!

Smoothie Cítrico

Rinde 1 o 2 porciones

Ingredientes:

- 1 taza de fresas
- ½ taza de jugo de naranja
- 1 cucharada de jugo de limón
- 1 taza de yogurt vegetal
- 3 cucharadas de miel
- ½ litro de leche vegetal
- 6 Cubitos de hielo

Preparación:

1. Lava todos los ingredientes y utensilios
2. Luego agregar a la licuadora la miel, la leche vegetal, fresas, jugo de naranja, jugo de limón, yogurt y los cubitos de hielo.
3. Licuar por 3-5 minutos
4. Servir y Disfrutar!!!

Smoothie Elegante

Rinde 1

Ingredientes:

- 1 taza de fresas
- ½ taza arándanos azules
- 1 taza de yogurt vegetal
- 2 cucharadas de miel
- ½ taza de leche vegetal
- 6 Cubitos de hielo

Preparación:

1. Lava todos los ingredientes y utensilios
2. Luego agregar a la licuadora la miel, la leche vegetal, yogurt , fresas, arándanos azules y los cubitos de hielo.
3. Licuar por 3-5 minutos
4. Servir y Disfrutar!!!

Smoothie Rojo

Rinde 1

Ingredientes:

- 1 taza de Sandia picada
- 1 taza de frambuesas
- 1 taza de yogurt vegetal
- 2 cucharadas de miel
- ¼ taza de leche vegetal
- 6 Cubitos de hielo

Preparación:

1. Lava todos los ingredientes y utensilios
2. Luego agregar a la licuadora la miel, la leche vegetal, yogurt, sandia, frambuesas y los cubitos de hielo.
3. Licuar por 3-5 minutos
4. Servir y Disfrutar!!!

TE O INFUSIONES

Son bebidas que se preparan hirviendo o dejando reposar dentro de agua caliente algún ingrediente vegetal (fruta, verdura, semilla, especias, etc.), en este caso de preferencia orgánico.

Estas se pueden tomar posteriormente frías, tibias o calientes; acompañadas de leche vegetal y otros aditamentos para acentuar su sabor como miel, canela, extractos, etc.

Infusión roja

Rinde 1

Ingredientes:

- 1 taza de Fresas
- 1 taza de frambuesas
- 1 taza de Cereza
- 2 cucharadas de miel
- 1 pedazo de canela
- 1/2 litro de Agua

Preparación:

1. Lava todos los ingredientes y utensilios
2. Luego agregar a una hoya todos los ingredientes para dejar que hiervan
3. endulzar con miel
4. Servir colado o con los trozos de frutas, Caliente, tibio o frio y Disfrutar!!!

Infusión Verde

Rinde 1

Ingredientes:

- 1/4 taza de Corteza de limón rayado
- 1 taza de zacate de limón
- 2 cucharadas de miel
- 1 pedazo de canela
- 1/2 litro de Agua

Preparación:

1. Lava todos los ingredientes y utensilios
2. Luego agregar a una hoya todos los ingredientes para dejar que hiervan
3. endulzar con miel
4. Servir colado, Caliente, tibio o frio, agregar leche vegetal si gustas y Disfrutar!!!

Infusión Naranja

Rinde 1

Ingredientes:

- 1/4 taza de Corteza de limón rayado
- 1 taza de zacate de limón
- 2 cucharadas de miel
- 1 pedazo de canela
- 1/2 litro de Agua

Preparación:

1. Lava todos los ingredientes y utensilios
2. Luego agregar a una hoya todos los ingredientes para dejar que hiervan
3. endulzar con miel
4. Servir colado, Caliente, tibio o frio, agregar leche vegetal si gustas y Disfrutar!!!

Infusión Vino

Rinde 1

Ingredientes:

- 1/2 taza de manzana roja picada
- 1/2 taza de manzana amarilla picada
- 1 pedazo de caña
- 1 pedazo de canela
- 1/2 litro de Agua

Preparación:

1. Lava todos los ingredientes y utensilios
2. Luego agregar a una hoya todos los ingredientes para dejar que hiervan
3. Servir con o sin colar, Caliente, tibio o frio, y Disfrutar!!!

Infusión Rosa

Rinde 1

Ingredientes:

- La corteza de 1 mandarina
- La corteza de 1 toronja
- 1 pedazo de caña
- 1 pedazo de canela
- 1/2 litro de Agua

Preparación:

1. Lava todos los ingredientes y utensilios
2. Luego agregar a una hoya todos los ingredientes para dejar que hiervan
3. Servir colado, Caliente, tibio o frio, y Disfrutar!!!

GRACIAS

En este viaje exquisitamente hidratante de bebidas que disfruto y me refrescan, deseo que prueben algunas sino es que todas ellas y las modifiquen a su gusto, si desean comentarme como les fue contáctame en mis redes sociales como @landyareth y con gusto les daré mas ideas para hidratar su día a día.

No pretendo aconsejar nutricionalmente ya que para eso están los especialistas, solo recomendar bebidas que en un día soleado como en mi ciudad te dan una sonrisa refrescante.

Nos leemos luego.